AF476229

MÉTHODE THÉRAPEUTIQUE

MOYENS NATURELS

Par M. DOIN,

Médecin gratuit des pauvres de Bruyères-le-Châtel (Seine-et-Oise),
Ancien officier de santé (Vieille Armée).

» La seule vraie science est la connaissance des faits;
Les faits sont dans les sciences ce que l'expérience est dans la vie civile. »
(BUFFON).

PROLÉGOMÈNES.

Je viens offrir à la France le fruit de mes études et de mes observations.

La méthode que je soumets à l'appréciation de tous les hommes, ainsi qu'à l'examen de l'Académie des sciences, prendra rang, je l'espère, parmi nos moyens thérapeutiques. Elle sera accréditée parce qu'elle repose sur une science positive (l'anatomie) : on sait que l'anatomie est la base des sciences médicales.

Idée générale du corps de l'homme et en particulier de la peau.

« Je vois d'abord un tégument général (c'est Cruveilhier qui parle) qui, comme un vêtement, enveloppe la totalité du corps, et se moule pour ainsi dire sur toutes ses parties. Ce tégument, c'est la peau ; les ongles et les poils en sont une dépendance.

« La peau présente un certain nombre d'ouvertures qui établissent une communication entre l'extérieur et l'intérieur du corps, mais ces ouvertures ne consistent pas dans une perforation, une interruption réelle du tissu de la peau : sur le pourtour de chacune d'elles, la peau se réfléchit, en présentant d'importantes modifications dans sa *structure*, et va constituer les *membranes muqueuses*, sorte de tégument interne, qui peut être considéré comme un prolongement du tégument externe (la peau). On pourrait donc considérer le corps de l'homme comme essentiellement formé d'une peau repliée sur elle-même. Cette vue de l'esprit se trouve réalisée dans certaines espèces inférieures, où l'animal est réduit à un tube ou canal. Mais, à mesure qu'on s'élève dans l'échelle animale, les couches qui séparent le tégument externe du tégument interne deviennent de plus en plus épaisses; des cavités viennent s'interposer à ces deux téguments. Enfin, une foule d'analogies établissent d'une manière non équivoque la communauté de leur origine.

« Chez les animaux, on trouve des muscles qui s'insèrent directement à la peau. On les appelle *peauciers*. Chez l'homme, ces muscles sont concentrés au cou et à la face, où ils jouent un rôle important dans l'expression de la physionomie; tandis que dans les grands animaux ces muscles doublent partout la peau.

« Dans le tissu cellulaire sous-cutané rampent les veines et les vaisseaux lymphatiques superficiels; ces derniers traversent, de distance en distance, des renflements nommés ganglions lymphatiques, qui sont réunis par groupes dans certaines régions; au-dessus de ce tissu, ce sont les muscles.

« Au centre de toutes parties, sont les os, qui servent de soutien à tout ce qui les entoure. C'est au voisinage des os, le plus profondément possible, et par conséquent à l'abri des corps extérieurs, que se trouvent les vaisseaux et les nerfs.

« Si nous portons maintenant le scalpel sur le tronc, nous trouvons que dans ses parois il offre une disposition anatomique analogue à celle que nous venons d'indiquer; mais plus profondément sont des cavités que tapissent des membranes minces, transparentes, humectées par un liquide qu'on nomme sérosité, d'où le nom de *membranes séreuses* ; dans ces cavités sont logés des organes à structure complexe.

« Ces organes sont distribués en un certain nombre de groupes ou de séries, dont chacun a une fin déterminée ; cette fin s'appelle *fonction*, la série d'organes s'appelle *appareil*.

« Or, parmi les appareils nécessaires à la conservation de l'individu, les uns sont destinés à établir ses rapports avec les objets extérieurs : ce sont les appareils de relation; les autres sont destinés à réparer les pertes que font incessamment les organes, ce sont les appareils de *nutrition*.

« Les appareils de relation se divisent en deux classes :

1° Appareils de *sensation*; 2° appareils de

mouvement. Le premier se compose : 1° des organes des sens, des nerfs; 2° du cerveau et de la moelle épinière.

« Les organes des sens sont : 1° la peau qui jouit d'une sensibilité dont l'exercice constitue le tact; la peau rendue mobile, et dirigée par la volonté, au moyen de la disposition que présente la main humaine, prend le nom d'organe du toucher. »

Je m'arrêterai à cet organe en articulant que les impressions mourraient chez lui comme dans les autres, s'il n'existait des conducteurs des impressions reçues : ces conducteurs sont les nerfs, dont une extrémité pénètre dans les organes, et dont l'autre extrémité répond à la moelle épinière et au cerveau.

La peau absorbe et exhale : elle exhale de l'acide carbonique, conséquemment elle est organe accessoire aux poumons. La transpiration insensible contribue à la chaleur vitale.

Les vaisseaux artériels, veineux, les exhalants, les absorbants et les nerfs qui la pénètrent partout, démontrent sa richesse.

« Le professeur Cruveilhier, dans son *Anatomie descriptive*, t. II, p. 395, dit :

« On ne se fait pas, généralement parlant, une

idée exacte de l'énorme quantité de nerfs et de vaisseaux artériels que reçoit la peau ; du grand nombre de veines qu'elle fournit. On ne saurait trop remarquer la *connexion* des *nerfs* avec l'*appareil artériel.* »

Un naturaliste célèbre (de Blainville) commence la description de l'anatomie comparée, par la *peau*. Il en fait l'organe fondamental de l'homme et en fait ressortir tous les organes des *sens,* puis l'appareil de la *locomotion,* puis enfin les appareils de la digestion et de la respiration, puis encore les appareils des *sécrétions* et de la *génération.*

Si j'ai insisté aussi longtemps sur des détails anatomiques ; si j'ai fait un aussi grand nombre de citations, c'était dans l'intérêt de la société. Il fallait démontrer avec une arme victorieuse les hautes fonctions de la peau, sa richesse et ses rapports avec tous nos organes. Elle est l'égide de la vie, en un mot, c'est la sentinelle avancée de tout être vivant.

L'auteur de la nature ne nous a pas fait connaître ses desseins, il n'a pas renseigné l'homme qu'il venait de créer des moyens qu'il avait à opposer dans l'état maladif.

Il a voulu que ses instincts vinssent à son secours. Il a voulu que l'intelligence dont il l'avait douée lui vînt en aide, et que certains hommes se livrassent aux études des sciences ; qu'après les avoir étudiées et expérimentées, ces hommes eussent à en rendre compte à leurs semblables. Dans toutes les sciences, dans tous les arts, ainsi que dans toutes les inventions, personne n'a manqué à ce mandat.

Je terminerai ces prolégomènes en l'honneur des hommes dont les noms sont burinés dans l'histoire, qui, par des travaux de dissections opiniâtres, ont exposé leur santé et leur vie. Lorsque j'ai commencé l'étude des moyens dont je vais bientôt parler, pendant l'écoulement des nuits qui me procuraient à peine deux heures de sommeil, je me trouvais contraint de veiller. Je faisais alors des invocations, je priais l'Esprit supérieur de me suggérer les moyens qui pouvaient m'échapper et qui, par leur excellence, devaient contribuer à la santé et à la longévité de tous les hommes. Aujourd'hui, janvier 1866, la tâche que je me suis imposée est remplie, je viens avec confiance la livrer à qui de droit. J'ai l'intime conviction que tous les hommes apprécieront les douces et bienfaisantes actions qu'ils produiront sur l'organe de la peau.

Un dernier mot; il doit être congénère avec l'une de mes expressions. Je viens donc remercier le génie qui m'a guidé ; je viens avec toute l'effusion du cœur partager l'opinion écrite de Galien (GALIEN, *de usu part.*, lib. III) :

« Sacrum sermonem quem ego conditoris nostri verum hymnum compono, existimoque in hoc veram esse pietatem, non si taurorum hecatombas ei plurimas sacrificaverim, et acanthum, aliaque sexcenta odoramenta ut onguenta suffumigaverim, sed si noverim ipse primus, deinde et aliis exposuerim quænam sit ipsius sapientia, quæ virtus, quæ bonitas (1). »

(1) D'après la haute sagesse de l'Esprit supérieur, qui pourrait méconnaître sa beauté ? Est-ce en lui sacrifiant des hécatombes, en lui offrant de l'acanthe, de l'encens et mille parfums, que nous lui prouverons notre reconnaissance ? Non, mille fois non ! Le plus bel hymne que nous ayons à chanter en l'honneur u Créateur est celui qui doit être puisé dans un livre d'anatomie.

MOYENS NATURELS

PROPRES A FAVORISER LES SÉCRÉTIONS DE LA PEAU

Mouvements d'oscillation, de pression, de percussion : flexions, extensions et frictions.

Nota.—Ces mouvements imprimés sur la peau par le moyen des mains, des doigts, des orteils et des coudes, doivent être faits par l'homme lui-même, lorsqu'il est au lit et sans se découvrir.

Cette méthode devient fortifiante envers tous nos organes; elle intéresse donc tous les hommes; elle a cependant une spécialité envers les personnes faibles, nerveuses, incommodées par des flatuosités, des gaz.

Les hommes de cabinet, empêchés de prendre autant d'exercice qu'il leur en faudrait, se livrant chaque jour à des travaux d'application et à une contention d'esprit plus ou moins soutenue, éprouvent différents malaises dont ils ne se rendent pas toujours un fidèle compte; quelques-uns deviennent sombres, rêveurs, et, par intervalles, deviennent presque insensibles aux attentions qui leur sont prodiguées, et qui naguère produisaient sur leur esprit les plus tendres émotions.

Lorsque l'homme a fait un premier sommeil, il peut donc se livrer aux exercices suivants :

Je vais supposer qu'il est couché horizontalement.

Croisez les mains sur le ventre, appliquez largement la paume des mains dans toute leur étendue, produisez des mouvements d'oscillation; imprimez de légères pressions sur les côtés de la poitrine et à sa base au moyen des coudes.

Lorsque vous avez produit ces mouvements, appliquez la paume des mains très-largement sur le ventre une ou deux minutes dans l'immobilité.

2° Même conduite envers la poitrine; puis, faites des frictions sur le cou, les épaules et sur les bras.

3° Revenez sur le ventre, faites encore les mêmes mouvements; puis, au moyen de l'extrémité des doigts, vous faites des percussions (trois percussions de suite : vous pouvez compter de mémoire, 1, 2, 3. Vos doigts imitent des baguettes de tambour).

4° Mêmes renseignements envers la poitrine.

5° Favorisez le développement du ventre par

une forte inspiration, expirez lentement et tardivement, appliquez au même moment vos mains et toujours très-largement, puis enfin produisez des oscillations et des percussions.

6° Avec la plante d'un des pieds frictionnez le cou-de-pied de l'autre, puis les orteils; produisez ensuite de petites percussions.

7° Vos talons forment le point d'appui : les premiers orteils du pied gauche sont appuyés sur ceux du droit; faites des mouvements de flexion et d'extension (vous imitez les fonctions d'une scie).

8° Ramenez vos talons l'un de l'autre ; fléchissez un peu les jambes, vos genoux seront séparés l'un de l'autre d'environ 40 centimètres, soulevez votre drap et votre couverture, vous faites alors des mouvements d'élévation et d'abaissement; rendez ces mouvements un peu plus forts : avec vos jarrets vous imitez l'office d'un marteau.

9° Fléchissez les orteils, les talons rapprochés l'un de l'autre, faites des flexions et des extensions et faites agir la plante des pieds; augmentez la force de ces mouvements en élevant les genoux.

10° Frictionnez toute l'étendue de la jambe à

l'aide d'un des pieds et *vice versa*. Passez votre main sur toute l'étendue de la cuisse et faites des pressions et des frictions.

11° Lorsque vous êtes couché sur l'un des côtés (je vais supposer que vous êtes sur le côté droit), fléchissez les jambes, rapprochez-les du tronc, le genou gauche est au-dessous du droit; passez la main gauche entre les deux jambes, la paume de cette main se place sur le mollet, tandis que ses doigts sont fixés sur le côté externe de la jambe, le pouce est placé sur l'articulation du genou ou sur la partie inférieure de la cuisse; produisez des mouvements d'oscillation, de pression et de percussion dans cette manœuvre, le pouce ainsi que le coude impriment également des mouvements.

12° Mêmes mouvements, lorsqu'on est couché sur le côté gauche; faites de nouvelles oscillations au moyen des orteils du pied gauche sur ceux du droit, et *vice versa*.

13° Croisez les mains sur la poitrine. La main droite sera placée sur les fausses côtes (partie inférieure de la poitrine); le pouce est dans une direction verticale, le petit doigt s'éloigne des autres et se place sur la tranche; les trois autres doigts restent appuyés sur la peau, ils restent en place jusqu'à ce que la main gauche soit placée. Cette main passe sous l'avant-bras droit, les doigts vont atteindre les parties opposées de la main droite, les trois doigts de chacune des mains sont à plat; faites trois mouvements, 1, 2, 3 (comptez de mémoire); puis laissez les mains apposées très-largement sur la peau; continuez les pressions.

14° Lorsque vous êtes couché sur le ventre, la jambe gauche sera dans l'extension, le pied légèrement incliné, les orteils fléchis : le pied droit, dont la position sera transversale, prendra place sous la plante du pied gauche; les mouvements que vous allez imprimer à vos pieds vont simuler ceux que vous observez quand vous vous lavez les mains.

15° Les deux jambes sont dans l'extension, les pieds pénètrent entre le bois de lit et le matelas; produisez des mouvements de flexion et d'extension.

16° A l'aide des organes de la respiration, favorisez le développement du ventre; mettez au même moment les mains sur le ventre.

17° Joignez les mains, faites des pressions et des percussions.

Nota. — Dans les différentes positions qu'on

occupé, il ne faut pas oublier de produire des extensions et des flexions. Lorsqu'on en produit sur les jambes, il faut fléchir les orteils et que l'une des mains embrasse largement la partie supérieure de la cuisse.

2° Les parties expulsées de notre peau doivent être soigneusement enlevées; les moyens de propreté ne doivent point être négligés. De temps en temps un bain de pieds convient à la grande majorité des hommes ; cependant certaines personnes disent qu'elles ne peuvent pas en prendre, je dois leur indiquer qu'on peut substituer au bain de pieds un linge mouillé qu'on applique sur toute l'étendue des pieds et aussi entre les orteils.

3° Lorsque nous avons fait un premier sommeil, il arrive assez souvent qu'un ou deux demi verres d'eau fraîche deviennent favorables par la réaction qu'ils produisent. Je donne la préférence à l'eau ferrugineuse gazeuse de Provins. Cette eau naturelle m'est connue : j'ai obtenu en juillet 1863 une nouvelle analyse à l'École impériale des Mines. En 1813, Thénard et Vauquelin, chimistes célèbres de la Capitale, analysèrent cette eau. Dès cette époque, la ville fut autorisée à vendre publiquement de l'eau dont la nature l'avait enrichie. Voici le résultat de la dernière analyse :

On a dosé, dans un litre d'eau :

1°	Acide carbonique libre avec des bicarbonates.	0,294 milligr.
2°	Acide carbonique.	0,270
3°	Acide sulfurique.	0,014
4°	Acide chlorhydrique	0,020
5°	Silice.	0,016
6°	Peroxyde de fer	0,053
7°	Chaux.	0,286
8°	Magnésie	0,060
9°	Soude.	0,120

Cette eau renferme en outre des traces de matières organiques.

Paris, 14 juillet 1863.

L'ingénieur en chef des Mines,

Chef du Bureau d'essai,

Signé : RIVOT.

Sous la date du 19 février 1864, Son Excellence le Ministre de l'Agriculture et du Commerce informe M. Doin qu'il vient d'écrire à M. le Préfet de Seine-et-Marne de s'entendre avec l'autorité municipale de Provins pour favoriser par quelque subvention la création d'un établissement thermal.

Le 18 mars 1864, Son Excellence fait connaître à M. Doin que l'administration municipale de Provins a répondu qu'elle ne pouvait faire pour le moment aucune avance de fonds : que la ville concéderait volontiers le droit dont elle jouit sur son établissement d'eaux minérales, si quelqu'un se présentait avec un capital assez important pour l'érection de l'établissement thermal dont il vient d'être parlé.

M. Victor Garnier, propriétaire riverain des eaux en question, offrit à M. Doin son parc pour l'érection d'un établissement thermal ; M. Doin n'ayant point à sa disposition des fonds nécessaires, l'affaire en est restée là.

L'eau ferrugineuse-gazeuse, dont il est ici question, est diurétique, fortifiante ; elle provoque l'appétit et suscite une réaction agréable sur les facultés intellectuelles. Elle peut être prise comme eau de table et mêlée au vin.

Paris. — Typ. A. PARENT rue Monsieur-le-Prince, 31.

www.ingramcontent.com/pod-product-compliance
Ingram Content Group UK Ltd.
Pitfield, Milton Keynes, MK11 3LW, UK
UKHW020500220726
13923UKWH00006B/2657

9 782019 247706